# DES HALLUCINATIONS

DANS

# LE DÉLIRE DE PERSÉCUTION

PAR

## M. Hippolyte VIDAL

Ancien interne de l'Asile des aliénés du Gers
Lauréat ( médaille d'argent ) de la Société de Médecine de Toulouse.

⁂

TOULOUSE

IMPRIMERIE LOUIS ET JEAN-MATTHIEU DOULADOURE
39, RUE SAINT-ROME, 39.

1877

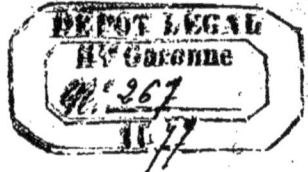

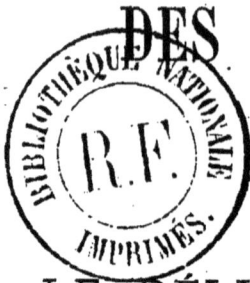

# DES HALLUCINATIONS

DANS

# LE DÉLIRE DE PERSÉCUTION

PAR

M. Hippolyte VIDAL

Ancien interne de l'Asile des aliénés du Gers
Lauréat ( médaille d'argent) de la Société de Médecine de Toulouse.

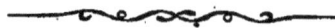

TOULOUSE

IMPRIMERIE LOUIS ET JEAN-MATTHIEU DOULADOURE

39, RUE SAINT-ROME, 39.

—

1877

EXTRAIT DE LA REVUE MÉDICALE DE TOULOUSE

# DES HALLUCINATIONS

## DANS LE DÉLIRE DE PERSÉCUTIONS

———————

Depuis déjà plusieurs années que je suis attaché, en qualité d'interne, au service médical dans un asile important d'aliénés, j'ai pu remarquer que les délirants par persécution sont très nombreux. Il y a des asiles dont le 1/5ᵉ ou le 1/6ᵉ de la population se rapporte à ce genre de maladies, et il est vraiment curieux de suivre l'évolution de cette affection mentale. Interrogez les plus intelligents d'entre ces malades !!... Quelques uns exposent franchement, sans arrière-pensée, les tourments qu'ils endurent ; ils demandent justice ; on les empoisonne, et ils retrouvent les traces du poison dans leurs aliments, dans leurs boissons, dans l'eau des puits ou des fontaines. D'autres sont électrisés par de puissantes machines établies dans les murailles ou sous les parquets des salles et des dortoirs ; de nombreux individus n'ont d'autre occupation que de tourmenter ainsi nuit et jour ces malheureux. Il y en a qui marchent par l'électricité ; d'autres sont torturés à distance au moyen de plaques et de mercure, etc., etc. On voit parfois des malades qui ont reçu une bonne éducation, qui sont véritablement instruits, soutenir les théories les plus singulières pour expliquer leurs souffrances.

Ce groupe de malades appartient sans aucun doute à la lypémanie ; mais est-ce bien ce qu'on est convenu d'appeler la vraie lypémanie? Non, évidemment. Le lypémaniaque est triste, rêveur, concentré en lui même. Il examine son entourage ; il prend des précautions à l'excès ; il est soupçonneux, le plus souvent timide, et toujours défiant. Il parle peu et souvent répond à peine aux questions qu'on lui fait. L'état somatique est aussi la plupart du temps tout à fait particulier ; c'est ainsi que, chez beaucoup de lypémaniaques vrais, toutes les fonctions sont languissantes ; le malade, d'ordinaire, prend peu d'aliments. Quoi qu'on lui offre, il en a toujours de trop. Que dis-je, il faut même le plus souvent user de la sonde œsophagienne et nourrir de force ces malheureux. J'ai dû, pendant le cours de mon internat, user fréquemment de ce moyen, pénible pour les malades, et c'était presque toujours chez des hallucinés. Contrairement au mégalomane qui se donne plus d'ampleur et s'élève sur le bout des pieds pour être plus grand, celui-là se courbe, se rapetisse, craint d'occuper trop d'espace. Je ne sais si les fonctions vitales sont ou non à l'état normal dans les autres catégories d'aliénés ; mais j'ai des exemples multiples qui établissent que, dans la lypémanie, les pulsations cardiaques et les mouvements respiratoires sont au-dessous de la moyenne chez l'homme à l'état sain. Il en est de même pour la chaleur. Ces circonstances ne se rencontrent pas chez le persécuté, et il a un air et des allures qui ne sont pas ceux des lypémaniaques véritables. Il est juste d'ajouter pourtant que certains persécutés ont tous les dehors des lypémaniaques. Il en est un, à l'asile d'Auch, qui ne profère jamais une parole sans qu'on l'y oblige par des questions multiples; c'est un lypémaniaque persécuté par des voisins malfaisants, qui ont mis des ordures dans son vin et qui lui ont fait perdre ses récoltes.

Bien qu'il ne soit pas facile d'établir des statistiques sérieuses sur cet objet, j'incline à penser que le délire de persécution était moins fréquent autrefois qu'il ne l'est aujourd'hui. Dans certains asiles, et plus particulièrement chez les hommes, il constitue une partie notable de la population de ces établissements. Pour l'asile d'Auch, en recherchant bien, on en trouve environ 1 sur 6. Les malades venus des grandes villes, de Paris, par exemple, en paraissent plus fréquemment atteints. Ceux-ci se basent parfois sur des données scientifiques pour expliquer les persécutions dont ils sont l'objet. La physique et la chimie ont une action considérable. Beaucoup d'entre ces malheureux prétendent qu'on les empoisonne; aussi refusent-ils souvent les aliments qu'on leur donne; ils leur trouvent des odeurs ou des goûts insupportables. Ces malades ont évidemment dans ce cas de fausses sensations; ils perçoivent véritablement ces sensations désagréables. Il en est de même de ceux qui vont chez le pharmacien faire examiner leur cigare, ou autre chose, parce qu'ils croient que ces objets sont empoisonnés. D'autres sont électrisés à distance; ils sont tourmentés nuit et jour par de terribles secousses; enfin, pour d'autres encore, c'est le magnétisme, c'est le spiritisme qui , je l'ai déjà dit , cause tous leurs maux. Je suis convaincu que ces malades ressentent les douleurs qu'ils accusent ; non pas que je prétende que toujours le persécuté , attribuant ses maux à l'électricité , ait ressenti véritablement des secousses analogues à celles que donne un courant électrique. Bon nombre , parmi ces malheu- reux , ne connaissent que le nom du fluide en question ; mais ils se font une idée quelconque de l'action qu'il exerce sur l'économie , et ils éprouvent des douleurs en rapport avec l'idée qu'ils s'en sont faite. Mais ici se dresse une dif- ficulté , celle qui consiste à savoir si leurs souffrances n'ont pas précédé les explications qu'ils en donnent. Le docteur Maret , dans sa thèse de 1868 , a soutenu que le magné- tisme , l'électricité , et toutes les raisons qu'ils allèguent à propos de leur délire ne sont , en effet , que des moyens de se rendre compte des choses étranges qu'ils éprouvent. Il croit que la sensation a d'abord été perçue : sensation de douleur , d'odeur , de goût , etc... Le malade a cherché ensuite à quoi elle pourrait bien tenir , quelle en est la cause , et à force de chercher il arriverait ainsi à la dé- couvrir. Jusque-là , le sujet en question n'était plus l'homme à l'état physiologique ; mais il n'était pas encore le malade véritable ; surtout, ce n'était pas encore l'aliéné. Mais une fois ce pas fait , il a franchi la barrière. Depuis longtemps il s'apercevait fort bien qu'il était tourmenté ; il n'était pas dupe des agissements qui se passaient autour de lui ; mais il y avait une question qui n'était pas claire. Il ne savait pas comment on pouvait faire de pareilles choses ; mais aujourd'hui , il le sait ; ce sont d'habiles magnétiseurs qui le tourmentent, ou bien c'est au moyen de l'électricité qu'on fait cette belle besogne. Le doute , pour lui , n'existe plus. Demandez-lui sur quoi il s'appuie pour tenir un pareil langage. Souvent, il n'en saura rien ; il n'a vu ni les appareils électriques ou magnétiques, ni ceux qui les mettent en œuvre ; il ne cherche même pas à se renseigner exactement ; il sait qu'on lui fait des tours, et ce ne peut être autre chose que ce qu'il avance ; il est fixé, et il est bien superflu de faire des recherches en vue de vérifier ses assertions.

Un très grand nombre de ces malades sont hallucinés. Ils entendent des voix menaçantes qui leur font des prédictions sinistres. Dans les premiers temps, il arrive parfois qu'ils ont conscience de leur situation. « Je sais bien, disait un de ces malheureux, qu'on ne peut pas entendre ainsi les personnes à des distances aussi grandes ; les études que j'ai faites me prémunissent, Dieu merci ! contre de semblables erreurs ; mais pourtant, c'est bien singulier. » Ensuite, il en vient, à force d'entendre les mêmes voix à ses oreilles, à soutenir qu'après tout si ce n'était pas vrai, si ces voix n'existaient pas, il ne les entendrait point. Un autre est très tourmenté chaque matin, parce que le *coq* lui dit constamment : « Tu monteras sur l'échafaud ! tu monteras sur l'échafaud ! » Ils sont très étonnés tout d'abord d'entendre, à de grandes distances, les voix de personnes connues auxquelles ils ont longtemps pensé. Quelques-uns nous disent très bien que leurs oreilles parlent, fait qui indique les sensations qu'ils perçoivent ; mais, d'ordinaire, ils ne tardent pas à avoir une opinion irrévocablement établie. Puisqu'ils entendent, c'est qu'évidemment on leur parle et, d'habitude, on ne gagne rien à les raisonner. Il est inutile même de leur rapporter leurs propres paroles d'autrefois ; non pas qu'ils les nient, mais ils répondent avec l'accent de la conviction : « Quand je tenais un pareil langage, je ne savais pas encore ce que j'ai appris depuis. » Inutile de leur demander des preuves de ce qu'ils avancent; ils ne se donneront pas la peine de faire les moindres recherches en vue de justifier leurs affirmations. Dans une observation qui va suivre, nous ferons l'histoire d'un halluciné, qui prétend que ses sœurs, et un grand nombre de ses parents et de ses voisins, sont venus dans un établissement situé à peu de distance de l'asile, et cela pour lui parler au moyen de tubes aériens; je l'ai moi-même conduit dans cet établissement pour qu'il y recherchât les personnes dont il cite les noms. Cette visite ne l'a point convaincu; il les entend toujours et continue naturellement d'affirmer qu'elles y sont encore. Je lui ai demandé, bien des fois, de nous donner les moindres indices concernant les tubes aériens; je lui ai démontré qu'après tout, si ces tubes existaient, on pourrait les voir, et justement l'année dernière, alors que je le questionnai à ce propos, on faisait une canalisation en fonte dans l'établissement pour amener l'eau du Gers à l'asile. Je lui répétai qu'au moins la canalisation, allant au Gers, se voyait à l'œil nu, et qu'il était bien difficile de croire à l'existence de tubes imperceptibles; qu'il était plus simple de les montrer, de les faire voir; autrement, qu'il courait grand risque de passer pour un illuminé. Comme il est très intelligent, il prenait la fuite, ou refusait de continuer la conversation, quand il se trouvait poussé jusque dans ses derniers retranchements.

Mis en présence d'un autre persécuté, le malade dont je viens de parler aurait eu une hallucination de l'autre. Voici ce qui s'est passé : il y a à l'asile d'Auch deux véritables types de persécutés hallucinés; mais leurs hallucinations ont rapport à des objets différents. L'un entend trois individus parler dans sa tête; ils sont à Paris; mais au moyen de mercure et de plaques magnétiques, ils peuvent le tourmenter constamment et voir par ses yeux. Le même procédé sert à ces « vauriens » pour le mettre en érection et lui faire entendre un « coup de sifflet, touche-moi le nez. » Ces deux malades, mis en présence, n'ont voulu naturellement admettre que chacun leur système, et ils se sont réciproquement dit la vérité à propos de leurs prétendues persécutions, à l'exception toutefois du « coup de sifflet, touche-moi le nez », que l'autre dit avoir très distinctement entendu. Le malade en question est très intelligent ; il reconnaît que tout ce que « débite » son voisin est de la folie, et que ce malheureux est bien à sa place dans un asile d'aliénés ; mais il convient qu'en ce qui concerne ce que je viens de rapporter plus haut, il l'a parfaitement entendu. Les hallucinations seraient-elles donc transmissibles?... Suffit-il d'attirer vivement l'attention d'un halluciné pour que l'idée dont on l'entretient fasse partie de son système hallucinatoire? Je ne répondrai pas à ces questions, attendu que je n'ai qu'un seul exemple d'une hallucination transmise. D'un autre côté, ce même malade a eu également des hallucinations de la vue. Une nuit qu'il était poursuivi dans une forêt, il vit très distinctement la pelle et la pioche destinées à creuser sa tombe et, de plus, des individus armés de fusils ; ils tirèrent sur lui ; mais, selon son expression, les fusils « *ont raté* ». Je viens de parler de malades qui sont atteints surtout d'hallucinations de l'ouïe. Je saisis cette occasion pour faire remarquer que, d'après les recherches de Calméil, et d'après celles de plusieurs aliénistes distingués, ces hallucinations de l'ouïe paraissent les plus fréquentes de toutes.

Ces malades ont souvent aussi des illusions des sens, surtout du goût et de l'odorat, des sensations qu'ils placent

dans le foie, l'estomac, les organes de la géné-
ration, etc., etc. Ils trouvent de l'amertume ou des saveurs
singulières à des mets parfaitement préparés, ou à l'eau
qu'ils boivent, et ils veulent connaître la cause de ces
goûts particuliers ; il y a quelque chose de caché là-
dessous. On reconnaît là une main malfaisante, et on a
certainement un but ; d'où les explications les plus délirantes. Il en est de même à propos des odeurs ; un de ces
malheureux trouve que son vin a l'odeur des matières
fécales, et il le répand dans la cour. Sa plus grande
préoccupation est ensuite de punir l'un de ses voisins qu'il
accuse d'avoir fait ce mauvais tour.

Les observations qui vont suivre me sont personnelles.
Je n'ai certes pas la prétention de faire quelque chose
de nouveau ; mais j'ai pensé qu'il était bon de rapprocher
ainsi ces observations de celles qui sont recueillies dans les
ouvrages spéciaux. Elles pourront rendre quelque service
à ceux qui voudront avoir des notions sur les hallucinations chez les délirants par persécution.

### PREMIÈRE OBSERVATION.

P. J..., âgé de 54 ans, est entré à l'asile de Bicêtre pour y être
soumis au traitement du délire de persécution dont il est encore
atteint. Ce malade, depuis son entrée à l'asile d'Auch (octo-
bre 1866), n'a eu que des hallucinations de l'ouïe ; mais les observations recueillies avec soin dans l'établissement, et l'histoire
de son passé qu'il raconte avec vivacité et intelligence, prouvent
évidemment qu'il a eu autrefois des hallucinations de la vue, du
goût et de l'odorat. Lorsqu'il était dans son pays, il vit un jour,
quelques mois avant sa séquestration, une bande d'assassins qui

se cachaient dans une forêt. Ils avaient l'intention manifeste,
dit-il, de me tuer. Ils tirèrent sur lui « à bout portant » des
centaines de coups de fusils ; mais il ne reçut aucune blessure,
grâce à Dieu, qui le protégeait tout spécialement. Quand on lui
fait observer qu'il est au moins bien singulier qu'il soit sorti de
la forêt sain et sauf, après avoir essuyé les décharges de tant de
fusils, il se contente de répondre : « Croyez-le si vous le voulez ;
j'ai vu les assassins, les fusils et, de plus, la pelle et la pioche
qui devaient servir à creuser ma tombe et à cacher ainsi le
crime qu'ils avaient l'intention de commettre. »

Quant aux hallucinations du goût et de l'odorat, elles se rap-
portent à une méchanceté que lui fit un des membres de cette
société de « canailles. »

« J'avais acheté de la viande de boucherie, dit-il, et me dis-
» posais à préparer mon repas du matin. Ma femme était morte
» empoisonnée par ces misérables, et j'étais obligé de faire la
» cuisine pour mes deux enfants en bas âge et pour moi. Pendant
» que ma viande cuisait, j'eus le malheur de m'absenter un
» instant. Je rentrai bien vite, lorsque tout à coup je sentis dans
» la chambre une odeur que je ne pouvais définir. J'étais loin de
» me douter alors de ce que l'on venait de faire. Mais je sus bien
» vite à quoi m'en tenir. On avait mis dans mon pot, pen-
» dant mon absence et par méchanceté, des matières fé-
» cales. » Il devient inutile, après les idées générales que nous
avons émises plus haut, de dire que le malade n'admet pas que
l'on discute ce fait ; si l'on émet quelques doutes sur la possibilité
d'une pareille énormité, il s'anime et affirme sincèrement qu'il
est bien sûr de ce qu'il avance. La volonté et la conviction, chez
lui comme d'ailleurs chez tous les lypémaniaques, sont in-
flexibles.

Quant aux hallucinations de l'ouïe, elles forment chez le malade dont nous nous occupons la base de son système hallucinatoire. On peut dire que chez lui elles sont continuelles. Il est
persuadé qu'il existe une bande de gens sans aveu qui a pour
but de « lapider » une certaine catégorie d'individus, et de leur
faire croire, par des moyens inconnus, les choses les plus con-

tradictoires. Il admet que cette société envoie plusieurs de ses membres dans chacune des grandes villes de France et d'Europe. Elle possède des tubes et des lumières que nous ne connaissons pas, avec lesquels il est très facile de voir et de se faire entendre à de grandes distances. Les canailles qui lui parlent et qui « lapident » les malades de l'asile sont, d'après P...., cachés à l'hôpital civil sous les costumes de religieux, de curés, de militaires, etc., etc. Il les entend très souvent dans la journée, et nous répète ce qu'ils lui disent. Quelquefois même P... leur répond directement, lorsque surtout il croit qu'on lui adresse des injures. « Vous ne me faites pas peur, canailles, dit-il ; parlez tant que vous voudrez ! J'ai tremblé de frayeur pendant trois jours et trois nuits ; mais à présent c'est fini, je ne vous crains plus ! »

Le malade affirme cependant que cette société est très puissante, et il avoue que même, si on lui donnait la liberté, il se garderait bien de partir seul et sans armes. Il est persuadé que la société enverrait des agents pour le tuer. Ses ennemis devinent, à l'aide de moyens qu'il ne peut jamais expliquer, ses plus intimes pensées et connaissent d'avance tous ses projets. Ce malheureux halluciné raisonne bien d'ailleurs et peut discourir sur certaines questions avec la même facilité qu'un homme sain d'esprit.

P. J... est fils d'aliéné, ainsi que l'atteste le certificat médical délivré par le docteur Berthier. L'histoire de ce malade est des plus curieuses et nécessiterait encore bien d'autres détails. Mais pour résumer cette observation en peu de mots, je dirai qu'il y a chez P... prédisposition héréditaire bien établie, exaltation dans les idées et particulièrement dans les opinions politiques, vanité excessive, esprit soupçonneux, revers de fortune attribué à des influences occultes, persécutions chimériques, empoisonnement imaginaire, hallucinations. Ces symptômes, que Tardieu (1) retrouve chez presque tous les lypémaniaques hallucinés, s'appliquent parfaitement à P..., qui est le type classique et pour ainsi dire un véritable modèle du genre.

(1) (*Etudes sur la folie* (rapport médico-légal.)

DEUXIÈME OBSERVATION.

R. C..., dont l'affection remonte à l'année 1866, fut en proie, à cette époque, à une violente excitation. « A cette époque, dit » le docteur qui la soignait, madame C... venait souvent dans » mon cabinet m'entretenir sur la situation pénible que lui occa- » sionnait la malveillance de ses voisins. Elle trouvait dans le » moindre signe, dans l'attitude la plus insignifiante, les symp- » tômes évidents de la haine et de la jalousie. » Ces paroles dé- peignent très bien l'état mental dans lequel nous voyons madame C... depuis longtemps. La malade est habituellement calme mais sombre, taciturne; les questions l'importunent et l'irritent. Les symptômes du délire de persécution sont ici bien marqués; mais nous n'aurions pas parlé de cette malade, si elle n'était qu'une lypémaniaque ordinaire. Seulement, et elle rentre ainsi dans la catégorie des malades que nous étudions, elle est sous le coup de terribles hallucinations de la vue.

Madame C... s'est refusée pendant longtemps et en ma pré- sence à prendre des aliments, sous prétexte qu'ils étaient em- poisonnés. « Je vois, disait-elle, madame X... qui arrive de Condom; elle verse maintenant du poison dans mon assiette. » Et me parlant ainsi, elle regardait, en effet, avec effroi sa portion de nourriture placée devant elle et la rejetait avec horreur. Dans ces circonstances, elle était le plus souvent sous le coup d'une excitation passagère, mais violente; elle se retirait avec colère, pleurait et continuait toujours à affirmer qu'elle voyait le poison. J'ai dû, à plusieurs reprises, menacer cette ma- lade de la nourrir de force, et ce n'est qu'à la vue de la sonde œsophagienne qu'elle consentait à prendre un peu de nourriture.

### TROISIÈME OBSERVATION.

P. S..., âgé de 23 ans, dont l'intelligence ne paraît avoir été bien vive en aucun temps, avait quitté la maison paternelle à la suite d'une discussion avec l'un des siens. Il avait appris le métier de boulanger, et trouva de l'ouvrage pendant quelques mois. Mais à la suite de certaines circonstances, sur lesquelles les renseignements sont assez vagues, parce qu'il refuse de donner des explications, il se trouve dans la misère la plus complète, et obligé à demander l'aumône dans les villages, les métairies, etc. Des gendarmes le trouvèrent errant et l'arrêtèrent pour vagabondage. C'est à partir de ce moment, après avoir, paraît-il, éprouvé une très grande frayeur, que se manifestèrent les premiers symptômes de son affection. Le malade a toujours la tête inclinée vers la terre ; il n'ose regarder personne et fuit la société. Il travaille néanmoins et n'est pas classé parmi les plus dangereux. Mais on le voit très souvent interrompre son travail, regarder fixement un objet quelconque, parler à haute voix, crier même et insulter des personnes qu'il accuse de le poursuivre et de lui en vouloir. Il montre le poing d'un air furieux à des êtres invisibles pour nous, et auxquels il reproche leur conduite et leur méchanceté. Parfois le malade, fatigué et anéanti par les visions qui le tourmentent, refuse de travailler et passe alors ses journées dans un état d'agitation extrême. Toutes les fois que ce malheureux halluciné se trouve dans cet état, qui se renouvelle, hélas ! trop fréquemment, il refuse invariablement toute nourriture pendant plusieurs jours. Alors, son facies exprime une profonde anxiété ; ses membres tremblent ; il ne répond à aucune question, et appelle son père, comme s'il attendait de lui quelques secours contre des ennemis ou des malfaiteurs.

## QUATRIÈME OBSERVATION.

F. F..., admis dans l'asile d'Auch le 16 mars 1876, refuse absolument de répondre aux questions qu'on lui pose ; mais il résulte des renseignements que nous avons pu recueillir qu'il avait chez lui des accès de folie furieuse. On avait, paraît-il, beaucoup de peine à le maintenir et à l'empêcher de se faire du mal ou de blesser ceux qui l'entouraient. Depuis son entrée dans l'établissement, il est relativement calme, mais refuse constamment de manger. A bout de ressources, je suis obligé de le nourrir au moyen de la sonde œsophagienne.

19 mars. — Le malade se plaint, crie souvent, et assure qu'on cherche à l'empoisonner. Lorsqu'on lui demande pourquoi il refuse de manger, il répond qu'il est un homme mort et qu'il est fort inutile de faire manger un mort. « Ils m'ont tué, dit-il, (en parlant de ses prétendus ennemis), voyez le sang couler partout autour de moi. » Et en disant ces paroles, le malade, l'œil égaré, regarde en effet autour de lui et semble voir quelque chose qui le frappe et lui fait peur.

29 mars. — Même refus de prendre de la nourriture. Nous sommes obligés d'user de la sonde deux fois par jour ; ce que le malade supporte, d'ailleurs, avec beaucoup de calme.

20 avril. — Toujours nourri dans les mêmes conditions. F... parle seul et à haute voix. Il accuse tous ceux qui l'approchent de vouloir l'égorger, et passe une grande partie de la nuit à crier et à gémir. Ce malheureux a maigri depuis son entrée à l'asile, malgré les soins particuliers dont il est l'objet.

15 mai. — Amaigrissement considérable. — Jus de viande, bouillon, vin de quinquina, café, huile de foie de morue.

Juin. — Tous nos efforts pour déterminer le malade à accepter de la nourriture restent infructueux. Il voit le poison que l'on verse continuellement dans les aliments, et *entend* plusieurs personnes lui dire : Ne mange pas, tu vas mourir tout de suite ; tu es une canaille, un voleur, etc., etc.

Juillet. — Le malade n'a plus la force de se soutenir. Il est émacié, et s'il persiste à refuser les aliments, il est à craindre qu'il ne puisse longtemps survivre à cette privation persistante de nourriture ordinaire. La quantité de liquide injectée dans l'estomac au moyen de la sonde est augmentée.

Août. — Même état. — Le malade est électrisé ; l'action du fluide électrique semble le réveiller un peu. F... affirme qu'il mangera si on ne continue pas à le « tourmenter »; mais dès qu'on lui présente les aliments demandés, il serre les dents, et ne veut pas consentir à avaler les mets qui lui sont offerts.

12 août. — Légère agitation pendant laquelle F... crie et menace ses ennemis et tous ceux qui, dit-il, le poursuivent depuis si longtemps et lui ont volé sa fortune. Nous ne conservons plus l'espoir de sauver ce malheureux halluciné, car son état s'aggrave tous les jours.

14 août. — Rien de particulier à noter.

16 août. — Le malade ne crie plus ou presque plus. — Prostration complète.

17 août. — Décès.

*N. B.* — L'autopsie n'a pu être faite, le cadavre ayant été réclamé par la famille.

### CINQUIÈME OBSERVATION.

B. J..., transféré de l'asile de Bicêtre dans l'asile du Gers, prétend être l'objet de poursuites incessantes de la part de trois personnes qui le « chauffent à distance » (de Paris), et lui infligent les plus atroces souffrances. Il nous raconte que un M. L... et ses deux complices ont pris de son sang, ont fabriqué des plaques galvanisées, et « au moyen d'une certaine quantité de mercure, enveloppée d'huile de foie de morue », le tourmentent, le mettent en érection toute la nuit et brûlent toute les parties de son corps. Le malade parle à haute voix, interpelle « ces vauriens », qu'il entend, et se plaint des douleurs intolérables qu'ils lui font éprouver. Il entend toujours ces mots : « Coup de sifflet, touche-moi le nez. » Ces paroles sont prononcées par son ennemi qui est à Paris et qui cherche à le rendre fou. Les personnes qui ont un si grand intérêt à le tourmenter voient par ses yeux, le font tromper et bégayer lorsqu'il parle et l'électrisent si fort que, souvent, il est obligé de se cramponner aux arbres pour ne pas se laisser choir. Un jour même, L..., son ennemi, a poussé la méchanceté jusqu'à le « vider » complétement. Toutes les fois, d'ailleurs, que le malade éprouve quelques dérangements, tels que vomissements, saignements de nez, etc., etc., il accuse les canailles qui sont à Paris et prétend qu'eux seuls provoquent ces maladies. Il s'engage alors dans des conversations animées, comme s'il avait autour de lui plusieurs interlocuteurs qu'il accable de reproches. Le malade affirme que ce sont des tours de coquins, et il demande tous les jours à écrire à M. le juge d'instruction pour faire arrêter ses ennemis. B... n'accuse et ne présente, depuis qu'il est à l'asile d'Auch, que les hallucinations de l'ouïe ; mais il a été autrefois obsédé par des hallucinations de la vue, témoin le fait suivant qu'il nous a raconté :

« Deux jours après que L..., dit-il, avait commencé à me
» tourmenter et à essayer sur mon corps les plaques magnétiques
» dont il est l'inventeur, je promenais dans une des rues de
» Paris, lorsque je *vis* à une fenêtre une personne portant sur
» la tête la coiffure ordinaire des religieuses. Les passants étaient
» tous persuadés que cette cornette blanche appartenait à une
» femme. Pour moi, qui avais des raisons de me méfier, la
» chose n'était pas aussi claire. Je regardai attentivement, et je
» reconnus bien L... sous ce costume, qu'il avait mis pour se
» dérober aux poursuites de la police. L... faisait des gestes et
» parlait beaucoup. Lorsqu'il me vit, il devint pâle comme un
» mort et se retira vivement dans l'intérieur de l'appartement. »

B... est calme ordinaireme     l est, nuit et jour, dans un état d'excitation entrete               ar ces hallucinations de l'ouïe et par l'action des plaques électriques qu'il croit toujours sur lui, dans sa tête, et qui le font souffrir comme si elles y étaient en réalité. Le malade est souvent privé de sommeil. Il crie la nuit et prétend ne pouvoir rester dans son lit parce que ses ennemis le mettent continuellement en érection. Ce malheureux présente les symptômes les mieux caractérisés et les plus évidents de la lypomanie accompagnée d'hallucinations. Cette affection n'est déjà plus chez lui à l'état aigu, et il sera bien difficile, avec les données actuelles de la science, d'amender son état. Le traitement moral qui consiste à raisonner le malade, à essayer de le faire réfléchir, et qui a été préconisé pour de pareils cas par tant d'aliénistes compétents, n'a pas été plus efficace que les moyens thérapeutiques employés en pareille occurrence.

SIXIÈME OBSERVATION.

M<sup>me</sup> T. C..., âgée de 53 ans, est une des rares malades sur lesquelles les chagrins et les véritables souffrances de la lypémanie ne laissent pas de grandes traces. Sa physionomie ne respire ni crainte, ni trouble, ni angoisses. Sa santé physique est bonne; néanmoins, ses paroles ne laissent aucun doute dans l'esprit de ceux qui l'interrogent. Nous sommes en présence d'une persécutée, et nous trouvons en elle les hallucinations qui accompagnent si souvent la mélancolie.

M<sup>me</sup> T... nous raconte qu'elle voit des personnes dont la puissance est sans limite, et qui se servent du magnétisme pour lui faire subir toutes sortes d'outrages et la clouer sur place au moyen de leur machine infernale. La malade s'irrite souvent contre ses ennemis, les insulte comme s'ils étaient réellement présents et ne leur pardonnera jamais, dit-elle, les douleurs qui lui sont imposées. Ces hallucinations presque continuelles l'excitent beaucoup et la mettent souvent dans un tel état d'exaspération qu'elle deviendrait dangereuse à certaines époques et mettrait en péril la vie de ceux qui l'entourent. Elle raconte souvent que l'électricité fait le tour de son corps plusieurs fois par jour et que c'est au moyen de ce fluide qu'on lui fait voir la nuit des étrangers, errant dans le dortoir, venant se cacher dans son lit, et lui adressant les plus effrayantes grossièretés.

La santé physique de cette malade n'a pas encore subi d'altération notable. Cependant, à l'époque où je termine cette observation, M^me T... semble plus affectée que par le passé et est plus souvent agitée par ses insomnies et ses hallucinations fréquentes. Aussi elle paraît maigrir un peu et, en tout cas, sa face exprime une certaine anxiété, que nous n'avions jamais remarquée auparavant.

### SEPTIÈME OBSERVATION.

C. J... est entré à l'asile d'Auch le 23 janvier 1865. Les rapports médicaux et l'observation du malade constatent qu'à partir de cette époque, et à la suite de terribles hallucinations, C... a toujours été violent et dangereux. Son état n'a point changé, et en ce moment même (juin 1876), nous le retrouvons obsédé par des hallucinations de l'ouïe dont il a été déjà parlé et présentant tous les symptômes des délirants par persécution. Il entend très souvent une voix, des paroles; mais il ne comprend pas le sens de ces dernières. Ce qu'il sait bien, c'est qu'on les prononce pour l'« ensorceler ». A certaines heures du jour, principalement lorsqu'il vient d'entendre ces voix, il s'anime, se met dans une grande colère, et serait très dangereux s'il n'était soumis à une surveillance toute spéciale. Il expose ensuite avec beaucoup de sincérité que, dans un village voisin de celui qu'il habitait, se trouve un malfaiteur ayant depuis longtemps une seule préoccupation : l'empoisonner. Cet « individu » lui offrait des aliments qu'il mangeait; mais il avait le soin de les prendre avec la main droite. S'il les avait touchés avec la main gauche, il en serait mort inévitablement. C... est sombre, taciturne, et dominé par des idées tristes. Pour lui, comme pour presque tous les lypémaniaques, la vie est un véritable fardeau qu'il supporte avec peine; aussi est-ce dans cette catégorie de malades que l'on trouve le plus grand nombre de suicides, et il est à craindre que le malheureux qui nous occupe ne suive la fatale impulsion qui les entraîne à se donner la mort.

HUITIÈME OBSERVATION.

T. P... est entré à l'asile d'aliénés le 12 février 1875, dans un état d'excitation difficile à décrire et qui a duré plusieurs jours. Lorsqu'il a été possible de l'interroger, il nous a raconté que, depuis quatre mois, une femme puissante et qui avait des droits sur lui l'avait enchanté. Depuis cette époque, T... n'était plus son maître, et il ne pouvait faire que ce que lui ordonnait cet être malfaisant. Un jour, un inconnu avait reçu mission de cette femme de tuer notre malade et de le hacher en menus morceaux. « Je les ai heureusement entendus, dit-il, lorsqu'ils ont formé » leur complot, et je me suis tenu sur mes gardes. J'avais raison, » car quelques instants après, j'ai *vu* cet homme qui, pour » mieux me tromper, avait pris la forme d'un mouton! J'ai » alors couru sur lui, l'ai terrassé, et tué avant qu'il ait pu » accomplir son crime. »

Il résulte, en effet, des renseignements que nous avons pu recueillir, qu'il avait, peu de jours avant son entrée à l'asile, égorgé un mouton, et que les habitants de sa commune avaient peur de lui, parce qu'il errait nuit et jour dans les champs et proférait des menaces contre tous ceux qui lui paraissaient des ennemis.

Rien n'est changé dans l'état du malade depuis sa séquestration. Il est toujours, dit-il, sous l'empire de cette femme qui lui fait *voir* des monstruosités. Le diable s'occupe aussi de lui et le tourmente continuellement. T... est véritablement fatigué par ses idées délirantes et ces hallucinations qui aigrissent beaucoup son caractère et qui le rendent très dangereux. Il maigrit beaucoup et devient de plus en plus incohérent.

NEUVIÈME OBSERVATION.

A. H..., âgé de 27 ans, raconte qu'il était à Paris lorsqu'il éprouva, pour la première fois, les symptômes de l'affection pour laquelle il est à l'asile. Les débuts de sa maladie remontent à une époque assez éloignée. Je n'avais rien ressenti auparavant, nous dit-il, quand tout à coup, des personnes qui avaient sans doute intérêt à me magnétiser me donnèrent des « visions ». On l'effrayait en faisant passer sous ses yeux le tableau sanglant de grandes batailles. Il voyait des murs très élevés s'écrouler et tomber à ses pieds, etc., etc. Si on lui demandait une explication de ces phénomènes si bizarres, il répondait avec beaucoup de calme : « Je suppose que ces visions avaient pour but de me » guérir d'une maladie de cœur dont je souffrais depuis long- « temps. » C'est après ces hallucinations de la vue qui, comme on peut en juger, remontent au début même de la maladie, que se montrèrent avec un caractère particulier et une grande ténacité des hallucinations persistantes du tact. Il se plaint de ce qu'on lui fait des injections dans l'estomac; depuis des années on lui brûle les jambes, la verge, le cerveau; dans d'autres moments on lui jette des matières fécales sur le visage, et il accuse les autres malades de sa division de venir un à un lui souffler dans les narines. Ce souffle se répand dans toutes les parties de son corps et le fait horriblement souffrir. Le malade nous raconte encore, avec cette conviction si franche, si entière que l'on connaît aux hallucinés, que depuis dix-huit mois une personne, dont il ne connaît ni l'âge, ni le nom, se cache dans son corps et le fait cracher par force pour le faire maigrir. Il affirme aussi que, depuis six mois, on l'a changé en femme sans son consentement, et sans qu'il se soit aperçu de cette substitution de sexe.

A... est un de ces malades dont je parlais plus haut et pour qui le magnétisme est un agent puissant entre les mains de ses en-

nemis. Aussi se plaint-il de tortures en tous genres. On le trouve
dans un état habituel de tristesse et comme accablé par le poids
des hallucinations qui l'obsèdent. Il ne se rend pas un compte
exact de ce qui se passe autour de lui, ne sait pas dans quelle
maison il se trouve, et n'a même jamais cherché à savoir pourquoi
il y était renfermé. Ce malade est toujours rêveur, concentré en
lui-même, mangeant juste assez pour ne pas mourir de faim, et
troublé par ces hallucinations qui font de lui, à certains moments,
l'homme le plus à craindre de l'établissement.


Je pourrais encore continuer la liste des observations ;
mais je crois que celles qui précèdent suffiront pour donner une idée de la lypémanie et des hallucinations qui
l'accompagnent, sinon toujours, au moins dans la plupart
des cas. C'était mon but. Je n'ignore pas qu'il y aurait
beaucoup à dire sur l'étiologie de cette affection, quoique
beaucoup d'aliénistes de mérite aient touché à ce sujet.
Esquirol, avec ses consciencieuses recherches, nous prouve
que plus d'un tiers des individus qui deviennent aliénés
apportent en eux en naissant le germe de cette maladie
qui leur enlève la raison. En d'autres termes, l'hérédité en
pathologie mentale est une des causes principales. Cela est
surtout vrai pour les lypémaniaques avec hallucinations.
Calmeil a aussi invoqué l'influence du sexe, de l'éducation,
des époques de la civilisation, du climat, du régime ali-
mentaire, etc., etc. Mais malgré tout, que de *desiderata !*
Je parlerai encore moins du traitement. Leuret formula le
premier un système pour le traitement des hallucinations ;
mais il faut être bien convaincu que la lypémanie, dans les
conditions que nous venons de l'étudier, est une maladie
opiniâtre et difficile à guérir. La médecine a cependant fait
de grands progrès, et on doit conserver l'espoir de voir

augmenter de jour en jour le nombre des guérisons. Mais je laisse à de plus éclairés que moi le soin d'aborder les questions qui ne sauraient être résolues sans une étude approfondie et une longue expérience.

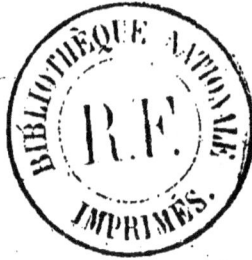

Toulouse, Impr. Louis & Jean-Matthieu Douladoure.